小学生
中医药传统文化
教育系列

杏林趣谈

王 平◎主编

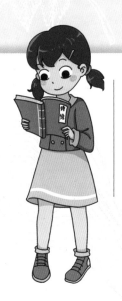

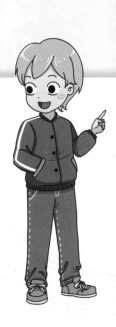

《黄帝内经》曰：夫上古圣人之教下也，皆谓之虚邪贼风，避之有时，恬惔虚无，真气从之，精神内守，病安从来。是以志闲而少欲，心安而不惧，形劳而不倦，气从以顺，各从其欲，皆得所愿。

上海科学技术出版社

上海教育出版社

图书在版编目（CIP）数据

杏林趣谈 / 王平主编. -- 上海 ： 上海科学技术出
版社 ： 上海教育出版社，2021.4
（小学生中医药传统文化教育系列）
ISBN 978-7-5478-5293-4

Ⅰ. ①杏… Ⅱ. ①王… Ⅲ. ①中国医药学—少儿读物
Ⅳ. ①R2-49

中国版本图书馆CIP数据核字(2021)第056416号

杏林趣谈

王平　主编

上海世纪出版（集团）有限公司
上 海 科 学 技 术 出 版 社
上 海 教 育 出 版 社　出版、发行
（上海钦州南路 71 号　邮政编码 200235　www.sstp.cn）
上海中华商务联合印刷有限公司印刷
开本 787×1092　1/16　印张 3.25
字数：50 千字
2021 年 4 月第 1 版　2021 年 4 月第 1 次印刷
ISBN 978-7-5478-5293-4/R·2283
定价：28.00 元

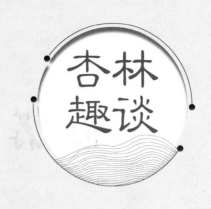

"小学生中医药传统文化教育系列" 编委会

主　编　　陈凯先

副主编（以姓氏笔画为序）

　　　　　李　赣　肖　臻　温泽远　缪宏才

编　委（以姓氏笔画为序）

　　　　　王　平　王丽丽　尤　睿　吴志坤　何哲慧

　　　　　沈　珺　姜　嵘　娄华英　夏时勇　徐　晶

　　　　　郭　峰　梁尚华　舒　静　蔡忠铭　潘宗娟

《杏林趣谈》编写组

主　编　　王　平

副主编　　程　菲　徐　蕾

编写人员　陶　怡　陈　俭　赵逸云　冷长燕　施乐乐

推荐语

　　一株小草改变世界，一枚银针联通中西，一缕药香跨越古今……中医药学是我国原创的医学科学。它朴实无华，起源于我们祖先的生活实践，千百年来从我国传统文化丰腴的母体中源源不断地汲取着养料，慢慢积淀了深厚的内涵和功力，佑护着中华民族的繁衍昌盛和健康。

　　宝贵的中医药文化需要传承、创新和发展。近年来，中医药文化进校园已成为弘扬和传承中华优秀传统文化、普及中医药文化知识、提升青少年的文化自信与健康素养的重要措施。上海的一些中小学和校外教育机构，通过校本课程和创新实验室等形式，组织了丰富多样的科普活动，帮助学生在了解传统中医药学的知识、感受中医药文化无穷魅力的同时，促进其与现代健康理念、运动健身、合理膳食和心理健康的全面融合，养成文明健康的生活习惯。

　　这套"小学生中医药传统文化教育系列"，反映了各具特色的上海中医药教育成果，图文有趣生动，适合小学生口味，值得推广。

倪闽景

2020 年金秋

（倪闽景为上海市教育委员会副主任）

致小读者

亲爱的同学：

　　提起中医药，你会想到什么？是年逾古稀的老中医，还是苦涩难咽的汤药丸药？其实，这样的联想失之偏颇。中医药是一种文化，它早已融入我们民族的血脉之中，渗透于日常生活的方方面面。无论是运动起居，抑或是衣食住行，我们都在不知不觉中分享着博大精深的中医药文化的智慧之果。

　　中医药学是我国原创的医学科学，是我们祖先在长期的生活和生产实践中发掘并不断丰富的宝藏。习近平总书记指出："中医药学包含着中华民族几千年的健康养生理念及其实践经验，是中华文明的一个瑰宝，凝聚着中国人民和中华民族的博大智慧。"一部人类文明发展史，记载了各种医学、药学的诞生与消亡，唯独中华民族创造的中医药学，拥有完整的理论基础与临床体系，历经数千年风雨而不倒，根深叶茂，为中华民族的繁衍昌盛做出了巨大贡献，对世界文明的进步产生了重大影响。当今时代，随着科学技术的迅猛发展，越来越多的医学专家意识到，中医药学的基本理念和方法与未来医学发展方向高度一致，是最有希望成为以我国为主导取得原始创新突破、对世界科技和医学发展产生重大影响的学科领域。中医药学的理论价值和神奇疗效，正不断为国际社会所重视，在许多国家和地区掀起了"中医热"。

　　在这样的宏观背景下，2019 年 10 月，党中央和国务院再次明确提出：切实把中医药这一祖先留给我们的宝贵财富继承好、发展好、利用好。传承创新发展中医药是新时代中国特色社会主义事业的重要内容，是中华民族伟大复兴的大事。实施中医药文化传播行动，把中医药文化贯穿国民教育始终，使中医药成为群众促进健康的文化自觉。

这套"小学生中医药传统文化教育系列"，就是为小学生了解中医药传统文化，汲取生活中的中医药常识，学会用中医药学的理念关爱自己、关心家人，而专门组织中医药专家和学校老师共同编撰的。每一册的主题都是在一些学校多年开设相关课程的基础上精选而成，聚焦于小学生的视域，伴随着时代的脉动。这套系列将中医学关于人与自然和谐相处的辩证思想、中国历史上的名医名方、中医药对生活和人的身心影响、简单方便易于上手的中医保健和治疗方法等，融入有趣的故事和活动中，让我们的小读者通过阅读和体验，不仅得到科学精神的熏陶，学到中医学思想与方法，更能唤起并不断加深对祖国、对生活、对生命的热爱。

亲爱的朋友，建议你在阅读过程中随时记下自己的点滴收获和体会，并与同伴分享和交流。如果有什么新的发现和好的建议，别忘记及时告诉编写团队的大朋友，让我们为传承和弘扬中医药优秀传统文化而共同努力吧！

你的大朋友　陈凯先

2020 年初夏

（陈凯先为中国科学院院士，上海市科学技术协会原主席，上海中医药大学原校长）

目　录

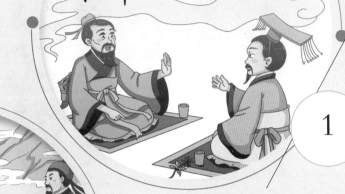
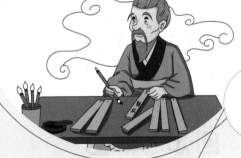

4. 读名著，觅医踪

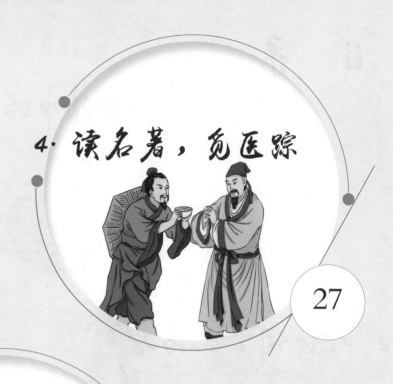

27

5. 析成语，悟医道

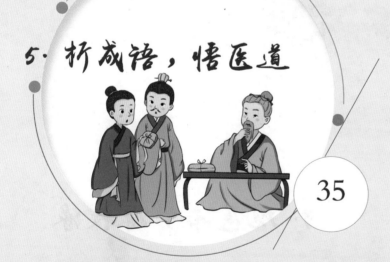

35

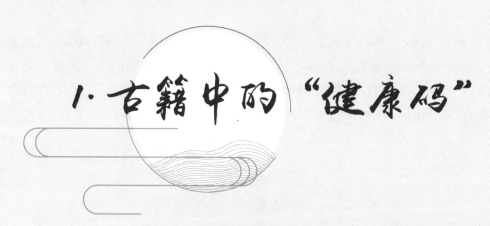

1. 古籍中的"健康码"

2020 年，在人类与新型冠状病毒肺炎疫情的殊死较量中，我们在党和政府的领导下，以生命至上、举国同心、舍生忘死、尊重科学、命运与共的伟大抗疫精神，向全世界充分展示了负责任大国的担当。为了配合各地进行防疫管理及疫情控制等工作，一个新词"健康码"走进了我们的日常生活。人们去车站机场、商场超市等公共场合都需要出示"健康码"，只有当"健康码"呈现绿色，才能通行。你知道这是为什么吗?

"健康码"背后的故事

2020 年 2 月，浙江省杭州市率先推出健康码模式，实施"绿码、红码、黄码"三色动态管理，要求市民和拟进入杭州市的人员通过支付宝 APP 等渠道自行在线申报。市民在填写健康信息、14 天内是否接触过新型冠状病毒肺炎确诊病人或疑似病人等信息后，通过审核者将产生一个颜色码，显示绿码的人员凭码通行，显示红码或黄码的人员则需按规定接受隔离并进行健康打卡，满足条件后转为绿码。这一举措很快在全国各地得到推广，各种健康码在社区管理、企业复工、交通出行、学校开学、买药登记、超市商场等场景中广泛使用。2020 年 4 月底，市场监管总局（标准委）发布了《个人健康信息码》的系列国家标准，以指导个人健康信息码相关信息系统的设计、开发和系统集成。

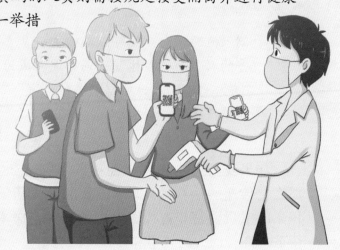

"健康码"为相关部门了解广大居民的健康状况提供了方便。那么，你是否知道，在古往今来浩瀚的书海中，也蕴藏了大量的"健康码"。这些"健康码"就像打开中医药文化宝库的钥匙，不仅让我们感受到中医药文化的博大精深，更有助于我们理解中医药学植根于民间，与平民百姓的日常生活密切相关。

杏林的由来

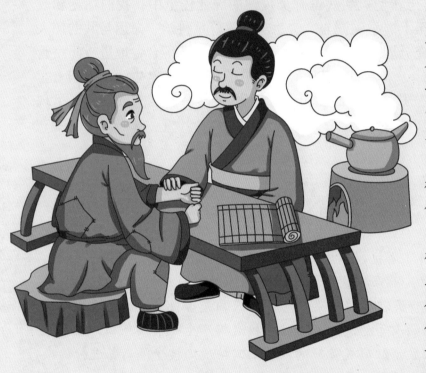

三国时期，吴国有一位医生，名叫董奉，家住庐山。他常年为人治病，却不接受病家的报酬。病情不重的人，他给治好了，就让病家种植一棵杏树；得重病的人，他给治好了，就让病家种植五棵杏树。这样若干年过去了，山上的杏树蔚然成林。待到杏子成熟的时候，董奉又对人说，谁要买杏子，不必告诉他，只要装一盆米倒入他的米仓，便可以换回去一盆杏子。董奉把用杏子换来的米周济贫苦的人。而"杏林"一词亦逐渐成为"医界"的代名词，行医者每每以"杏"自喻，后世亦以"杏林春暖""誉满杏林"等来称颂医生高尚品质和精良医术。

如果我们把"杏林""悬壶""橘井"这类典故喻为中医"健康码"的话，那么它传递的信息是：源远流长的中医药学是中华民族在与疾病长期斗争中积累的宝贵财富。古代医家医德高尚，医术精湛，关心人民的疾苦，在民间留下了许多动人的故事和传说。

岐黄的传说

可能大家都听说过"岐黄之术"吧，它与中医学最早的一部经典著作《黄帝内经》有着很深的渊源。《黄帝内经》集中反映了我国古代的医学成就，被历代奉为"医学之宗"。

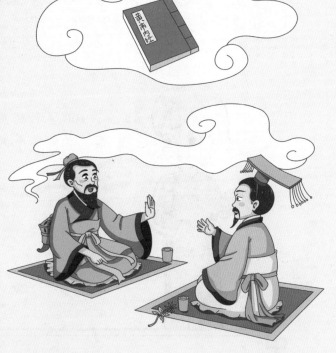

这部医学典籍通过黄帝和他的臣子岐伯的问答，记录了上古时期人们的自然观、生命观和医学观。黄帝是我们中华民族的先祖，他有很多发明，如养蚕、舟车、文字、医药、音律等。岐伯是黄帝时期的著名医家，"脉理、病机、治法、针经、运气，靡不详尽"。《黄帝内经》的内容就是黄帝与岐伯有关医术、医理、中草药等方面的对话，经后人编纂补充而成。因此，后世称中医为"岐黄之术"。

杏林读书会

杏林、岐黄、悬壶……这些都是中医的"健康码"。利用这些健康码，我们就可以走进博大精深的中医药宝库，更深入地学习中医药文化知识。

让我们组织一次别开生面的杏林读书会吧！

与会者可以在会上分享自己所了解的中医故事。当然，也可以用才艺表演来展示你对中医的理解和热爱。

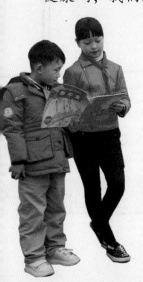

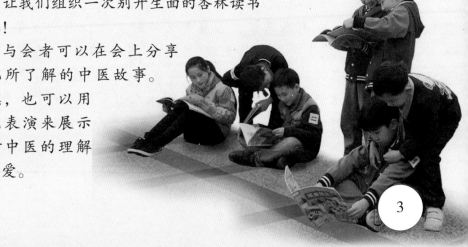

《诗经》是中国古代诗歌最早的一部诗歌总集，收集了西周初年至春秋中叶（公元前 11 世纪至公元前 6 世纪）的大量诗歌。《诗经》内容丰富，关注生活，堪称当时社会生活的一面镜子。《诗经》中收录的作品，大多抒发现实生活中触发的真情实感，具有强烈深厚的艺术魅力。如果我们用心寻找，也能找到与中医有关的"健康码"。

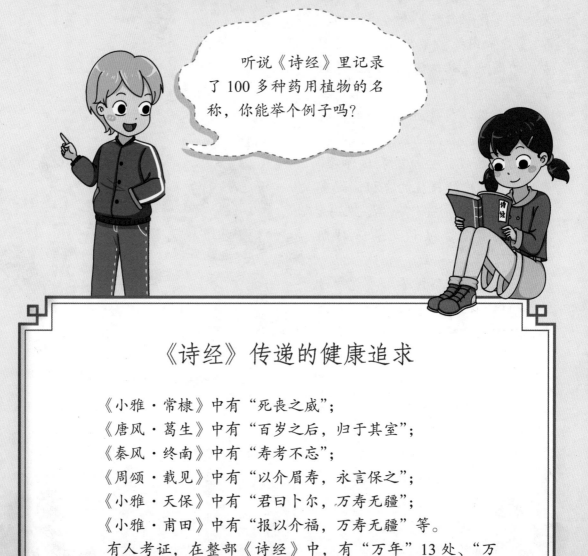

听说《诗经》里记录了 100 多种药用植物的名称，你能举个例子吗？

《诗经》传递的健康追求

《小雅·常棣》中有"死丧之威"；

《唐风·葛生》中有"百岁之后，归于其室"；

《秦风·终南》中有"寿考不忘"；

《周颂·载见》中有"以介眉寿，永言保之"；

《小雅·天保》中有"君曰卜尔，万寿无疆"；

《小雅·甫田》中有"报以介福，万寿无疆"等。

有人考证，在整部《诗经》中，有"万年"13 处、"万寿"3 处、"万寿无疆"6 处、"眉寿"7 次、"寿考"8 处。可见，在《诗经》创作的那个年代，人们对生死已经有了较客观的认识，"长寿"的观念已深入人心。他们把"长寿"用作最美好的祝福语，表达了古人对健康长寿的殷切希望和追求。

《山海经》是远古时期极富想象力的惊世之作，蕴含了丰富奇幻的神话传说，记述了瑰丽古老的地理风貌，描述了形形色色的风土民俗，保留了大量珍稀的医药信息。这些医药信息对于了解中医药学的起源和发展，具有重要的研究价值。

《山海经》里话医药

《山海经》里记载了许多具有药用价值的奇草异兽。

《山海经·南山经》提到有一种水中生长的植物叫育沛，将它佩戴在身上，人就不会得蛊胀病；有一种生长在水里的红黑色的龟，样子像普通龟，却长着鸟的头、毒蛇样的尾巴，名叫旋龟，叫声像剖开木头的声音，把它佩戴在身上耳朵就不会聋，还可以治疗足底老茧。

《山海经·西山经》提到有一种野兽，形状像羊，长着马的尾巴，名叫羬羊，它的油脂可以滋润干裂的皮肤；有一种生长在石头上面、也缘着树木生长的草，形状像蕨类，名叫草荔，人吃了它可以治愈心痛病。

《山海经·北山经》提到有一种鱼，形状像鸡，长着红色的羽毛，有三条尾巴、六条腿和四只眼睛，它的叫声和喜鹊相近，名叫鯈鱼，人吃了它就无忧无虑；有一种野兽，形状像老鼠，长着兔子的脑袋和麋鹿的耳朵，它的叫声像狗叫，名叫耳鼠，人吃了它的肉就不会得腹部鼓胀的病。

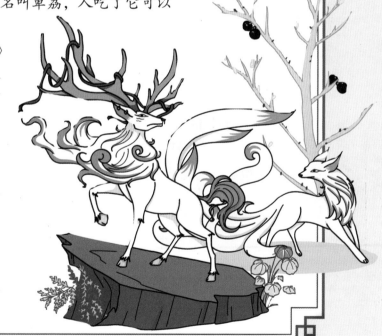

更令人惊叹的是，《山海经》中还记载了包括内科、外科、五官科以及预防医学约50种疾病的症状与治法，有些内容被后世中医典籍所采纳。感兴趣的你，不妨自己去查一查吧！

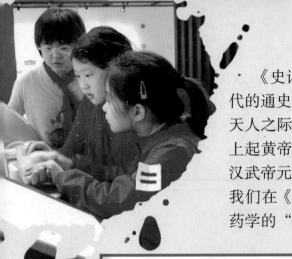

《史记》是我国史学史上第一部贯通古今、网罗百代的通史名著，位居二十四正史之首。作者司马迁"究天人之际，通古今之变，成一家之言"，翔实地记录了上起黄帝时代（约公元前 3000 年）的上古传说、下至汉武帝元狩元年（公元前 122 年）共 3000 多年的历史。我们在《史记》这样的正史中，同样可以寻觅到中医药学的"健康码"。

《史记》中的名医

《史记》列传中的第四十五篇《扁鹊仓公列传》，是一篇记叙古代名医事迹的合传，记载了春秋战国时期的名医扁鹊以及西汉初年的名医淳于意，让我们了解到中国传统医学在西汉前期已具有较高的水平。

扁鹊过齐，齐桓侯客之。入朝见，曰："君有疾在腠理，不治将深。"桓侯曰："寡人无疾。"扁鹊出，桓侯谓左右曰："医之好利也，欲以不疾者为功。"后五日，扁鹊复见，曰："君有疾在血脉，不治恐深。"桓侯曰："寡人无疾。"扁鹊出，桓侯不悦。后五日，扁鹊复见，曰："君有疾在肠胃间，不治将深。"桓侯不应。扁鹊出，桓侯不悦。后五日，扁鹊复见，望见桓侯而退走。桓侯使人问其故。扁鹊曰："疾之居腠理也，汤熨之所及也；在血脉，针石之所及也；其在肠胃，酒醪之所及也；其在骨髓，虽司命无奈之何。今在骨髓，臣是以无请也。"后五日，桓侯体病，使人召扁鹊，扁鹊已逃去。桓侯遂死。

你能读懂《史记》中的这段记载吗？试着说说这个故事吧。

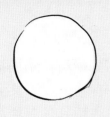

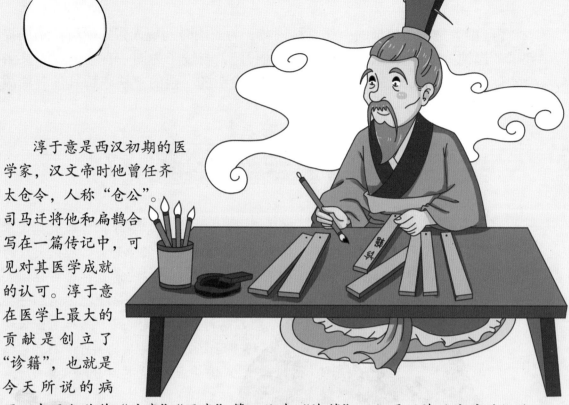

淳于意是西汉初期的医学家，汉文帝时他曾任齐太仓令，人称"仓公"。司马迁将他和扁鹊合写在一篇传记中，可见对其医学成就的认可。淳于意在医学上最大的贡献是创立了"诊籍"，也就是今天所说的病历，中医也称作"脉案""医案"等。他在"诊籍"里记录了诊治疾病的经验，可惜大都失传了，现存的只有《史记》中记载的部分医案。

除了扁鹊和淳于意这两名男性医生外，《史记》中还记载了两名女性医生——汉代妇产科医生淳于衍和杂科医生义妁。只是司马迁没有单独给她们立传，有关这两名女性医生的信息零散地出现在《史记》的不同篇章中。

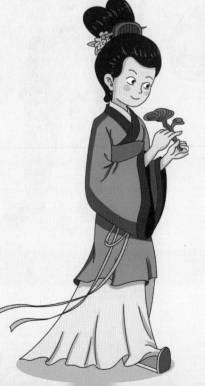

淳于衍是一名"乳医"，类似现代的妇产科医生，是当时专门为皇宫里的嫔妃接生或治疗妇科疾病的女医师，这是史书中最早出现的中国妇产科女医生。

义妁是宫廷女侍医，《史记》没有明确记载她的医术，却肯定了她的品行。当王太后问她有无兄弟子侄可以为官时，义妁回绝了王太后的好意，认为弟弟义纵品行不好，不应入朝为官。

通过《史记》中的零散记载，你是否拿到了了解中国古代女性医师的"健康码"呢？

《广雅》是我国较早的一部百科词典，为三国时期魏人张揖所著。书中提到了"馄饨"这种食品，"馄饨，形如偃月"，与饺子为同一食物。饺子又名"娇耳"，相传是我国"医圣"张仲景最先发明的。他的"祛寒娇耳汤"的故事在民间流传至今。

医圣给出的"健康码"

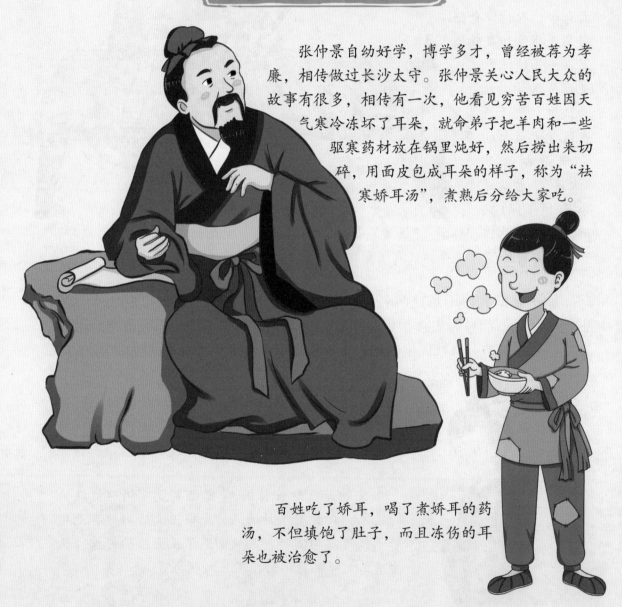

张仲景自幼好学，博学多才，曾经被荐为孝廉，相传做过长沙太守。张仲景关心人民大众的故事有很多，相传有一次，他看见穷苦百姓因天气寒冷冻坏了耳朵，就命弟子把羊肉和一些驱寒药材放在锅里炖好，然后捞出来切碎，用面皮包成耳朵的样子，称为"祛寒娇耳汤"，煮熟后分给大家吃。

百姓吃了娇耳，喝了煮娇耳的药汤，不但填饱了肚子，而且冻伤的耳朵也被治愈了。

张仲景是东汉末年著名的医学家，因对医学的杰出贡献被后人尊为"医圣"。他撰写的《伤寒论》集秦汉以来医药理论之大成，为后人学习、研究中医学提供了"快车道"。

药王与《千金方》

　　唐代著名医药学家孙思邈小时候体弱多病，经常求医诊治，但耗尽家产，疗效甚微。他看到周围贫苦百姓因患病而贫困不堪，甚至得不到有效医治而死去，就痛下决心，立志行医。他认为人的生命最重要，一个药方救人，其功德超越千金。

　　孙思邈从小勤奋好学，有"神童"之称，一直到白发苍苍的晚年，始终手不释卷。他通晓诸子百家学说，医学造诣很深。他收集了唐以前众多医籍和民间常用且疗效确切的方药5300余首，分门别类，编成《备急千金要方》，流传于世。晚年，他又编撰了《千金翼方》，是对《备急千金要方》的重要补充，书中收录了唐代以前很多本草书上未列入的药物、方剂和治疗方法。这两部书合称《千金方》，是中国医学史上非常重要的一部医学百科全书，对后世医学有很大的影响，被国外学者推崇为"人类之至宝"。

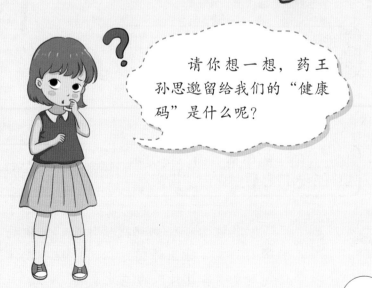

　　孙思邈具有高尚的医德，一切以治病救人为先。他关心人民的疾苦，处处为患者着想，对前来求医的人，不分贫富贵贱、亲近疏远，皆平等相待。

　　请你想一想，药王孙思邈留给我们的"健康码"是什么呢？

我帮爷爷奶奶找到"健康码"

重阳节快到了，点点问亮亮："你想好给爷爷奶奶送什么礼物了吗？"

亮亮摇摇头说："还没有，你想好了吗？"

点点轻轻地说："疫情暴发以后，我们去公共场所一般需要出示'随申码'。可是很多老人年纪大了，不太会使用智能手机，这就给他们外出乘车、看病等带来很多麻烦。我们能不能设计一份出示'随申码'的操作说明，帮助他们解决这个困难呢？"亮亮高兴地拍手称赞："这个礼物太有意思了！我们赶快动手吧。"

亮亮和点点绘制了一幅出示"健康码"的流程图，简单明了，一看就懂。当他们把自己的作品送到社区里的爷爷奶奶手上时，受到老人的交口称赞。

1. 进入微信支付页面，点击"城市服务"选项

2. 进入城市服务页面，点击"防疫健康码"选项

3. 进入"人脸识别"页面，按提示完成识别后，点击"确认提交"

4. 进入随申码申请页面，按提示填写个人信息后，点击"提交"

系统显示不同的随申码颜色

你能为爷爷奶奶提供什么"健康码"吗？如提醒老人按时吃药的铃声、防止诈骗电话的小程序设计等。让我们开动脑筋，一定能发明各具神通的"健康码"。

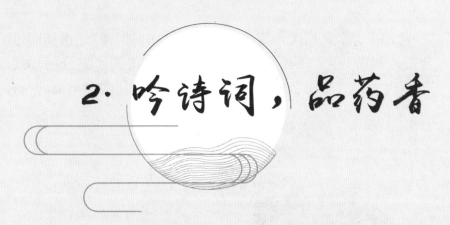

2. 吟诗词，品药香

你看过中央电视台播出的《中国诗词大会》节目吗？选手们神采飞扬的吟诵，让我们深深感受到古诗词中蕴含着的震撼古今的气势和力量。古诗词是中华文明的载体，是文化艺术里的璀璨明珠。那么，当古诗词与被誉为"中华民族瑰宝"的中医药文化相遇并融为一体时，会给我们带来什么样的感受呢？

南宋著名豪放派词人辛弃疾曾写过一首著名的诗词《满庭芳·静夜思》，他在这首词中使用了许多中草药名，生动地表达了思念新婚妻子的浓厚情感。

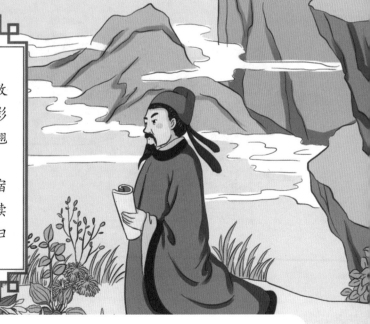

满庭芳·静夜思

云母屏开，珍珠帘闭，防风吹散沉香。离情抑郁，金缕织硫黄。柏影桂枝交映，从容起，弄水银堂。连翘首，惊过半夏，凉透薄荷裳。

一钩藤上月，寻常山夜，梦宿沙场。早已轻粉黛，独活空房。欲续断弦未得，乌头白，最苦参商。当归也！茱萸熟，地老菊花黄。

请你在这首词中找一找，看看这首词中有哪些中草药名？

有人统计，这首词共含 26 种中草药名，它们是：云母、珍珠、防风、沉香、郁金（金缕）、硫黄、柏叶、桂枝、肉苁蓉（从容）、水银、连翘、半夏、薄荷、钩藤、常山、缩砂（宿沙）、轻粉、独活、续断、乌头、苦参、当归、茱萸、熟地黄、地黄和菊花。

文学与医学一脉相承，水乳相融。我国自古便有"医易同源""医儒同道"的说法，"天人合一，和谐共生"的价值观在中医药学中得到了充分的体现。历代文人墨客中有不少人喜欢写药名诗，作为自己对中国文化融会贯通的一种表达。

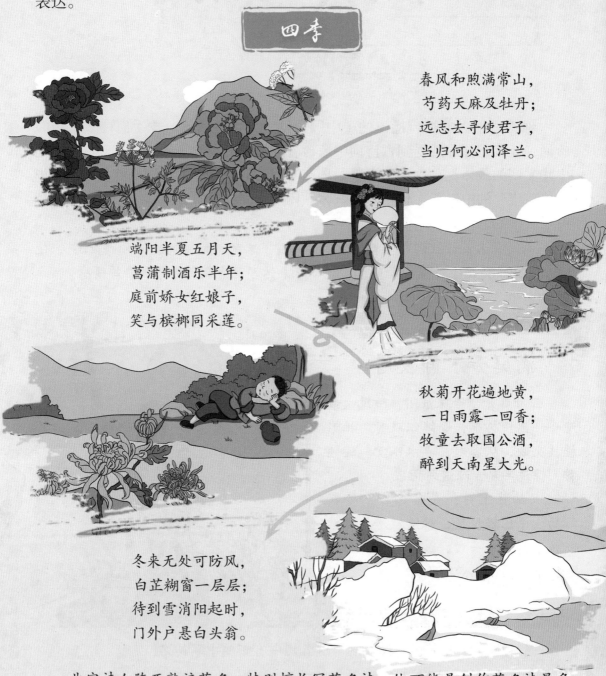

四季

春风和煦满常山，
芍药天麻及牡丹；
远志去寻使君子，
当归何必问泽兰。

端阳半夏五月天，
菖蒲制酒乐半年；
庭前娇女红娘子，
笑与槟榔同采莲。

秋菊开花遍地黄，
一日雨露一回香；
牧童去取国公酒，
醉到天南星大光。

冬来无处可防风，
白芷糊窗一层层；
待到雪消阳起时，
门外户悬白头翁。

北宋诗人陈亚熟谙药名，特别擅长写药名诗，他可能是创作药名诗最多的作者，留存药名诗百余首。这首《四季》药名诗因其药名合仄，四时花色应季，行文优美流畅，特别得到历代医家的推崇。

药名诗奉送杨十三子问省亲清江

杨侯济北使君子，幕府从容理文史。
府中无事吏早休，陟厘秋兔写银勾。
驼峰桂蠹樽酒绿，樗蒲黄昏唤烧烛。
天南星移醉不归，爱君清如寒水玉。
葳蕤韭荠煮饼香，别筵君当归故乡。
诸公为子空青眼，天门东边虚荐章。
为言同列当推毂，岂有妒妇反专房。
射工含沙幸人过，水章独摇能腐肠。
山风轰轰虎须怒，千金之子戒垂堂。
寿亲频如木丹色，胡麻炊饭玉为浆。
婆娑石上舞林影，付与一世专雌黄。
寂寥吾意立奴会，可忍冬花不尽觞。
春阴满地肤生粟，琵琶催醉喧啄木。
艳歌惊落梁上尘，桃叶桃根断肠曲。
高帆驾天冲水花，湾头东风转柁牙。
飞廉吹尽别时雨，江愁新月夜明沙。

这首诗的作者是北宋著名诗人黄庭坚。他酷爱创作药名诗。他创出了药名诗史上两个"之最"，一个是上面这首《药名诗奉送杨十三子问省亲清江》，被认为是史上最长的药名诗，共32句224字，嵌入了几十种药名；另一个是他的《荆州即事药名诗八首》，被认为是史上最多篇数的系列药名诗。

有兴趣的话，我们可以读一读这些含有中草药名的诗词，比一比看谁认识的药名多。如果你也能利用熟悉的中草药名来写诗作词的话，那就要给你一个大大的赞啦！

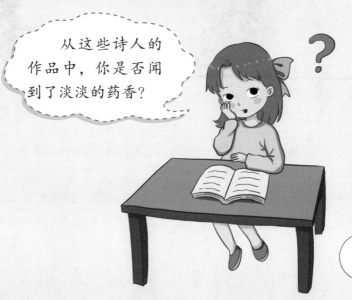

从这些诗人的作品中，你是否闻到了淡淡的药香？

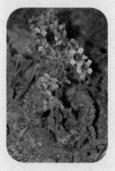

地黄

唐代诗人白居易有一首五言诗《采地黄者》，讲的是贫苦农民采集地黄去换取食物的悲惨故事。农民从早到晚辛苦劳累一整天，采得了不满一筐的地黄，拿到朱门人家去换钱，却只换来了给马吃剩的"残粟"。这首诗形象地表现出贫苦人民生活不如牛马的艰辛，表达了诗人对封建社会贫富悬殊现象的痛恨。

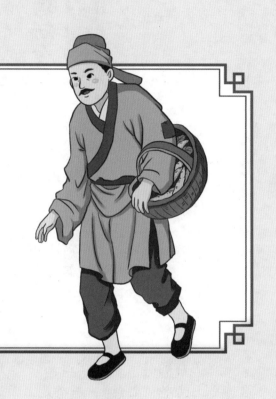

采地黄者

麦死春不雨，禾损秋早霜。
岁晏无口食，田中采地黄。
采之将何用？持以易糇粮。
凌晨荷锄去，薄暮不盈筐。
携来朱门家，卖与白面郎。
与君啖肥马，可使照地光，
愿易马残粟，救此苦饥肠！

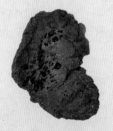

生地黄

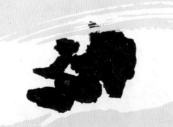

熟地黄

注：地黄是一种常用中药，分为生地黄和熟地黄两种。生地黄的主要功效是清热凉血，滋阴补肾；而熟地黄性苦温、偏补，是由生地黄经过九蒸九晒炮制而成，能够补血生津，滋养肝肾，是临床上比较常用的一种滋阴补血药，常和当归一起使用，来增强补血的效果。

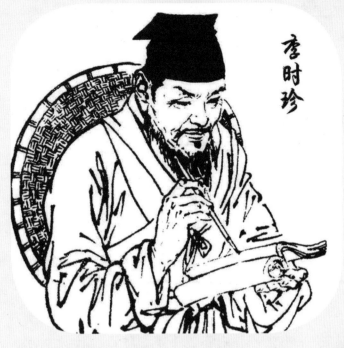
李时珍

古代中医药学家爱好歌赋者甚多，明代著名医家李时珍曾以诗言志，以诗言药。他在编著《本草纲目》时，曾引用了各类书籍440种，其中包括不少著名诗人的诗集，如《王维诗集》《东坡诗集》等，以增加可读性，为中草药的描述增添了灵性。

如在《本草纲目·百合篇》中，李时珍曰："按王维诗云：'冥搜到百合，真使当熏肉。果堪止泪无，欲纵望江目。'盖取本草止涕泪之说。"又如在《本草纲目·樱桃篇》，李时珍曰："礼记仲春，天子以含桃荐宗庙即此，故王维诗'才是寝园春荐后，非干御苑鸟衔残'。"

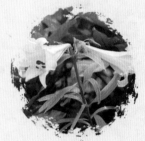
百合花

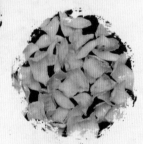
百合

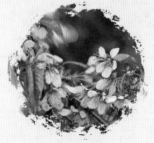
樱桃花

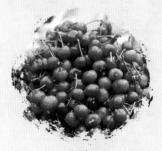
樱桃

古诗词与中医药文化的深层次渗透与交融，充分展现了中华传统文化的无穷魅力。中医药学不单纯是一门医学，它博大精深，广涉旁通，三教九流，无所不包含，可谓中华传统文化的一个缩影。

唐僧亦吟药名诗

明代作家吴承恩的神话小说《西游记》第三十六回中，唐三藏为了抒发情怀，竟随口吟出一首药名诗，用药名临时作了一首诗，给小说注入了别样的趣味。

> 自从益智登山盟，王不留行送出城。
> 路上相逢三棱子，途中催趱马兜铃。
> 寻坡转涧求荆芥，迈岭登山拜茯苓。
> 防己一身如竹沥，茴香何日拜朝廷？

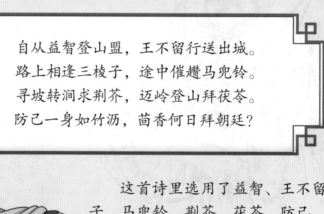

这首诗里选用了益智、王不留行、三棱子、马兜铃、荆芥、茯苓、防己、竹沥、茴香等九味药名。虽然药的功效与诗的内容无关，但取药名的谐音嵌入诗中，巧妙地提升了诗的趣味性。"益智"指的是受唐王之命，赴西天天竺大雷音寺求取"大乘经"的矢志不渝的信念；"王不留行"指的是唐太宗排驾亲自为御弟三藏饯行；"三棱子"指的是孙悟空、猪八戒、沙和尚这三个徒弟；"马兜铃"指的是白龙马载着唐僧，包袱装着法铃赶路；"茯苓"是指西天如来佛祖；"防己""竹沥"指唐僧心地清净、一尘不染，像新采的竹茎，经火炙后沥出的澄清汁液；"茴香"谐音回乡，指取经成功返回故土。

16

以药名对对联，不但能看出作者对中草药的熟悉程度，还能考量作者的文学功底，一直受到历代文人和医家的喜爱。

药名对对联

清代初年，有位著名的医学家名叫傅山。他不仅博艺多才，在诗、文、书、画诸方面皆善学妙用，更以重气节、有思想、有抱负而著称，颇受百姓爱戴。曾与借宿他家的一位老中医即兴创作三副药名对联，对仗工整，构思巧妙，读来生动有趣。

> **第一联**
> 老中医：红娘子生天仙子，一副生化汤。
> 傅　山：女贞子产刘寄奴，二包止迷散。

注：联中生化汤是傅山原创的帮助产妇生产后恢复的方药，其中红娘子和天仙子都是生化汤中可以加入的配伍中药。止迷散也是傅山原创的妇科方剂，女贞子和刘寄奴都是可以配伍进止迷散的中药。

> **第二联**
> 老中医：白头翁骑海马，赴常山挥大戟，怒战草蔻百合，不愧将军国老。
> 傅　山：何首乌架河豚，入大海操仙茅，逼杀木贼千年，堪称长卿仙人。

注：第一句中的白头翁、海马、常山、（京）大戟、草蔻、百合、将军（大黄）、国老（甘草）都是药名。其中，将军是大黄的别名，因为大黄有"荡涤肠胃、推陈致新"的功效，与将军平定祸乱的特性相似，故又称其为将军。甘草别名国老，因为甘草"治七十二种乳石毒，解一千二百草木毒"，有调和众药的功效，故有"国老"之号。第二句中的何首乌、河豚、（胖）大海、仙茅、木贼、千年（健）、（徐）长卿、仙人（草）俱为药名。

> **第三联**
> 傅山送别：生地变熟地望常合欢。
> 老中医告别：望月乘夜明定来夜交。

注：第一句有中药生地黄、熟地黄、合欢；第二句有中药望月砂（望月）、夜明砂（夜明）、夜交藤（夜交）。

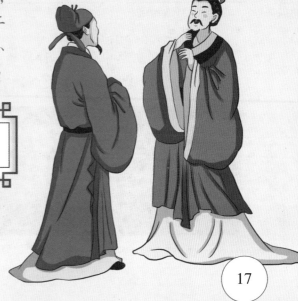

中医药诗词联欢会

活动一 药名识多少

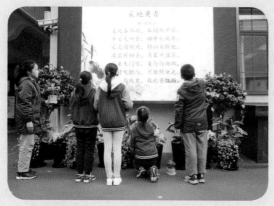

请一位同学诵读一首含有中草药名的古诗词，让其他同学找出这首诗词中含有哪些药名，比一比谁认得又快又准。

活动二 四季中觅宝

请从春、夏、秋、冬四季中任选一季为题，赋诗一首，要求诗中至少含有一种中草药名，比一比谁的药名放置得更巧妙。

春	夏	秋	冬

活动三 以本草言志

请从下列本草中任选一种为题，也可以自选一种本草（配图）为题，作本草诗一首，比一比谁的构思更新颖有创意。

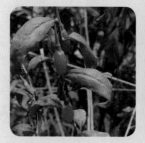
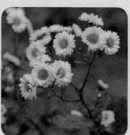
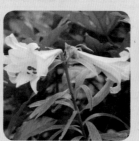
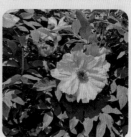

枸杞　　　　　　菊花　　　　　　百合　　　　　　牡丹

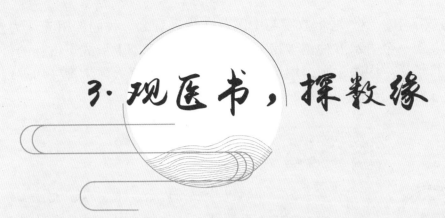

3. 观医书，探数缘

数字是人类计数的工具，慢慢地承载了越来越多的文化内涵。例如，《黄帝内经》曰："天地之至数，始于一，终于九焉。"在古人看来，"一"为开端，"九"既是"终"，又有无限高远、深不可测之意。由此可见，数字与中医药学也结下了不解之缘。

数字对联中的中草药

"二月兰、三白草、四叶参、五味子；
六神曲、七叶莲、八厘麻、九里香。"

这是古时候一位穷秀才在过年的时候写的一副对联，联中用了八味中草药的药名，药名里含有"二"到"九"的数字，但唯独没有用"一"和"十"开头药名，请你想一想，这是为什么呢？

原来"一"和"衣"、"十"和"食"是谐音字，这首联中缺一少十，就是"缺衣少食"的意思。虽然没有提一个"穷"字，但这辛酸却跃然纸上。作者用这副对联揭露了当时社会"朱门酒肉臭，路有冻死骨"的黑暗。

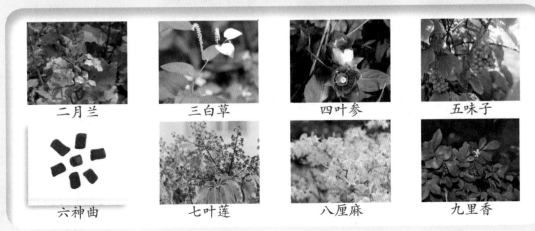

二月兰　　　三白草　　　四叶参　　　五味子
六神曲　　　七叶莲　　　八厘麻　　　九里香

有兴趣的话，找一找还有哪些中草药名中含有数字，想一想这些中草药都有什么疗效吧。

在所有的数字中，"5"这个数字与中医药文化最有缘。我们的祖先认为，世界由木、火、土、金、水五种基本物质构成，并在此基础上形成了古朴的哲学理论——五行学说。中医学则运用传统的五行学说来解释人体生理、病理现象，并用以指导疾病的预防和治疗。

古朴的五行学说

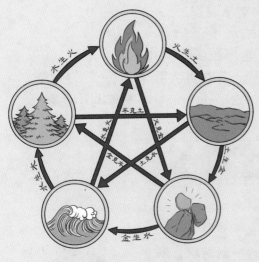

中医五行理论以金、木、水、火、土分别代表人的肺、肝、肾、心、脾，借助这五种元素的特性，来分析、研究机体的脏腑、经络、生理功能和相互关系，并阐释它们在病理情况下的相互影响。

中医学就是通过五行把人体功能活动与自然界的季节、气候等有机联系起来，并在其运动变化中保持着平衡与协调。例如，肾属水，肝属木，水能养木。如果肾虚的话，可能就不能很好地涵养肝木，进而导致肝脏发生病变。

古人认为，世间万物从来都不是孤立地存在的，天与地虽然看似相距遥遥，互不关联，但是他们之间有山川河流、日月星辰的契合。人与自然界虽然看似没有言语的直接交流，但是在寒来暑往、春耕秋收的过程中，彼此相互依托，相互联系。所以，我们在日常生活中不应违背自然规律。

人体与自然界的部分对应关系

自然界			五行	人体		
季节	气候	方位		五脏	五官	情志
春	风	东	木	肝	目	怒
夏	暑	南	火	心	舌	喜
长夏	湿	中	土	脾	口	思
秋	燥	西	金	肺	鼻	悲
冬	寒	北	水	肾	耳	恐

老中医巧治五更泄

初夏，小强的爸爸每天天不亮就起床拉肚子。这不仅影响全家人的休息，而且他自己也日渐消瘦，脸色发白，整天打不起精神。在小强和妈妈的劝说下，他去中医院找中医师开了几帖中药。没想到药到病除，半个月后，爸爸的病就痊愈了。

小强为此专门走访了为爸爸看病的老中医。那位医生笑着说："你爸爸患的病，是因为肾阳虚、命火不足引起的五更泄。人的脾胃就像煮饭的锅，如果火力不足，锅里的饭就会煮不熟。治疗五更寒，需要补肾阳暖脾胃，用添柴烧锅、补火暖土的方法，方证相符，就能药到病除。"

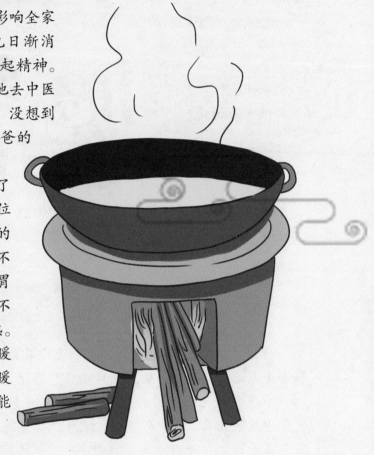

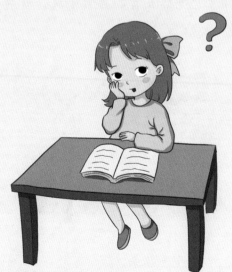

想一想中医为什么主张"上医治未病"的道理。

《黄帝内经》中的"5"

在《黄帝内经》中有这样一段话:"五谷为养,五果为助,五畜为益,五菜为充,气味合而服之,以补精益气。此五者,有辛酸甘苦咸,各有所利,或散或收,或缓或急,或坚或软,四时五脏,病随五味所宜也。"

请你数一数这段话中用了几个"5"字,说说这段话的意思。

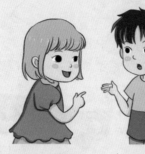

你知道五谷是指哪五种粮食作物吗?

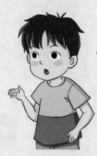

我认为这里的"5"字不一定是实指,可能是虚指……

提到数字"7",我们很自然地会想到一个成语"七窍生烟",它常用来形容一个人的愤怒情绪。那么,你知道七窍指的是什么吗?七窍与五脏有什么关系?

七窍与五脏的关系

所谓"七窍",一般是指面部的七个孔窍,也就是眼睛、耳朵、鼻子、嘴巴和舌头(还有一种说法认为七窍指目、鼻、舌、口、耳、肛门和尿道)。

中医学认为,五脏的精气会在七窍游走。五脏如果有病,往往能从七窍的变化中反映出来。《黄帝内经》提出,心开窍于舌、脾开窍于口、肺开窍于鼻、肝开窍于目、肾开窍于耳。也就是说,人们通过观察五官的异常情况,就能了解人体内心、肝、脾、肺、肾可能存在的病变。

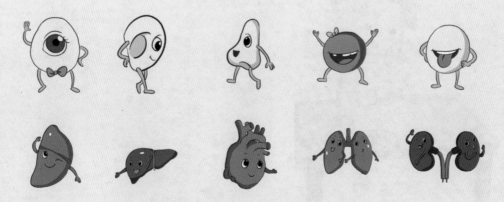

请你用线把七窍与对应的五脏连起来。

人都有七情六欲，属于正常的心理活动现象。一般来说，七情是指人的情感表达，即喜、怒、忧、思、悲、惊、恐；六欲则指人的眼、耳、鼻、舌、身、意的生理需求或愿望。中医学将人的心理活动统称为"情志"，认为一个人只有把情志调节在正常范围内，才能有益于健康。

"以情胜情"的情志疗法

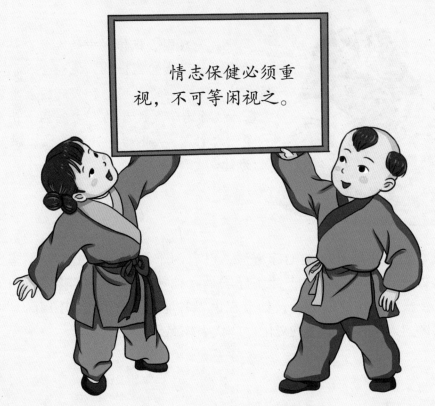

情志保健必须重视，不可等闲视之。

张从正是金元时期的著名医学家。他给人治病时，很注意观察患者的情绪变化，认为过度的悲哀、喜乐、忧愁、思虑、愤怒和恐惧都可能令人生病。对这种因情绪波动引起的疾病，最好的治疗方法就是"以情胜情"，用调整情绪的办法达到治病的目的。他继承了《黄帝内经》中的情志学说，提出："悲可以治怒，喜可以治悲，恐可以治喜，怒可以治思，思可以治恐。"

有一次，一位失眠患者上门求医，张从正知道她是心思过重，假扮喝醉酒不理睬那位患者。那位患者非常生气，对着医生大发脾气后，没想到当晚就睡了一个好觉。事后，患者才明白，张从正是采用"怒治思"的治疗方法改善了她的睡眠，不胜感激。

在中华传统文化中，人们将数字"9"视为吉祥、尊贵的象征，常常用以表示长长久久的意思，受到人们的推崇和喜爱。如"饭后百步走，活到九十九"，就蕴含了对长寿的期望。数字"9"与中医药文化也极有渊源。

伏羲刺九针的传说

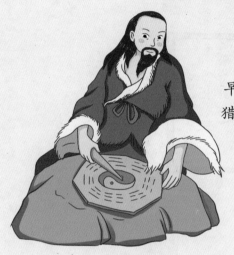

伏羲是我国古代传说中的人物，是中国最早的有文献记载的创世神。他教会人们从事渔猎畜牧，为中华的文明史和兴旺发展奠定了根基，被称为华夏民族的人文始祖。伏羲创制了"九针"，从此始有针刺疗法，被后世尊为针灸之鼻祖。

针刺疗法是中医重要的治疗方法，已有两千多年的历史，对中华民族的繁衍昌盛做出卓越贡献。由于针刺疗法具有独特的优势，能够"内病外治"，疗效显著，操作方法简便易行，如今在世界各地受到欢迎。2010年，"中国针灸"正式被列入"人类非物质文化遗产代表作名录"。

中国古代的九针，据《黄帝内经》记载，为镵针、员针、鍉针、锋针、铍针、员利针、毫针、长针和大针。《黄帝内经》还指出："九针之宜，各有所为；长短大小，各有所施也。"其中员针、鍉针用于体表按压，铍针用于切开排脓，其余用于不同部位的针刺或刺血。

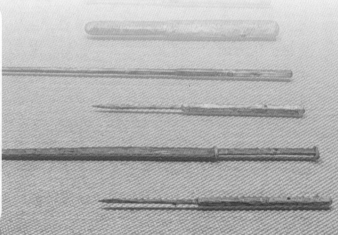

中医药学中的数字还有很多，如与中医诊病施治有关的四诊八纲，与历法有关的五运六气，与经络系统相关的十二经脉、十五络脉和奇经八脉，与用药禁忌密切联系的十八反、十九畏等，都用到了不同的数字。在这些数字的背后，蕴藏着一代又一代中医药学者的宝贵经验。

"十八反"与"十九畏"

药物是有个性的，中医把它概括为"七情"，也就是七种基本的配伍规律，有单行、相须、相使、相畏、相杀、相恶和相反。如相反，就是两种药物配伍在一起会产生副作用的一种关系，不能配在一起。这些配伍禁忌被概括成了"十八反""十九畏"，编成口诀，如"甘草反甘遂""藜芦反人参""水银畏砒霜"等，以便于传播和记诵。配药时，如果药剂师发现处方中有"十八反""十九畏"的药组，就会把处方退回给医生，拒绝配药。

当然，"十八反"和"十九畏"的药组，有一部分与实际应用有些出入，历代医家也有不同的观点，认为没有副作用，可以使用，但这些需要进一步的实验和观察，确保用药安全。

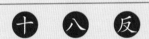

十 八 反

甘草反甘遂、京大戟、海藻、芫花；乌头（川乌、附子、草乌）反半夏、瓜蒌（全瓜蒌、瓜蒌皮、天花粉）、贝母（川贝、浙贝）、白蔹、白及；藜芦反人参、南沙参、丹参、玄参、细辛、赤芍、白芍药。

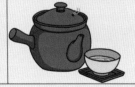

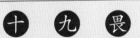

十 九 畏

硫黄畏朴硝，水银畏砒霜，狼毒畏密陀僧，巴豆畏牵牛，丁香畏郁金，川乌、草乌畏犀角，牙硝畏三棱，官桂畏赤石脂，人参畏五灵脂。

循数探宝抓抓乐

1. 准备一个小纸盒，在纸盒里放进若干个小纸球，纸球里写有不同的数字。

2. 每个小组派一名代表到纸盒里抓阄，抓到哪个数字，就要根据这个数字寻找与之相关的中医药知识。

例：A 小组抓到的数字是"1"，可以联想到的知识有"天人合一"等，选一个小组同学感兴趣的知识点作为课题，开展探究；B 小组抓到的数字是"8"，可以联想到的知识有"七劳八损"等，选一个小组同学感兴趣的知识点作为课题，开展探究。

3. 等各小组都取得了课题研究成果后，汇总成果出一期墙报，标题可以用"循数探宝成果展"，也可以集思广益想出更出彩的标题啦！

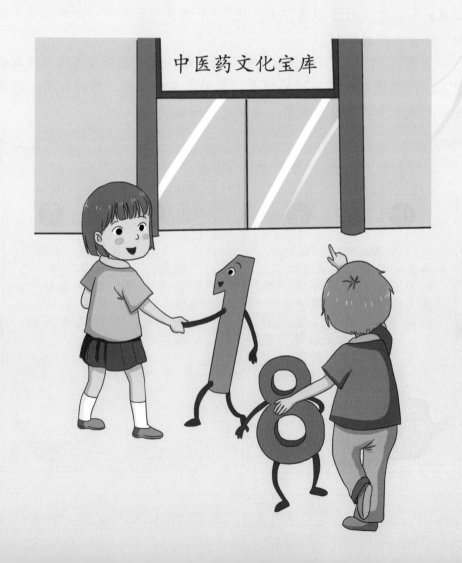

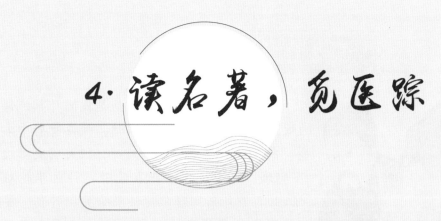

4. 读名著，觅医踪

在历代文学家留下来的古典名著中，只要用心阅读，我们不难发现，中医药文化渗透于生活的方方面面，无论侯门贵胄抑或市井平民，都能寻觅到名医良药的踪迹。很多文学作品中描写的情节往往都源于生活，如感冒了喝碗姜汤，咳嗽了蒸个川贝雪梨，其实都与中医药文化有着千丝万缕的联系。

《三国演义》中的武侯行军散

建兴三年（225年），蜀汉南部有孟获起事。诸葛亮主张先扫荡孟获，以绝后患，然后再北伐以图中原。时值五月，炎酷非常，瘴气丛生。由于恶劣的环境和气候条件，很多将士水土不服，发生了中暑、中毒。诸葛亮十分焦急，召集随营医生集思广益，想出了一种既可内服又能外用（吹入鼻腔）的防治暑毒良药，传令军士服用。此方具有防治山岚瘴气及暑热秽恶之功，在南征行军中控制了暑热瘴疠，使全军将士安然无恙。后世名之为"武侯行军散"。

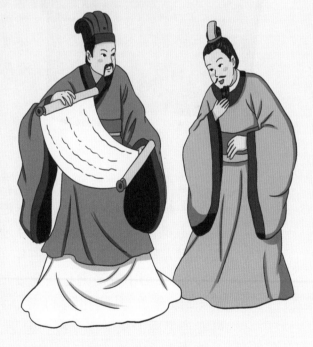

《三国演义》中还提到很多医药故事，如华佗为关羽刮骨疗毒、华佗用药治愈周泰疮等。中医药文化在该书多个章节中均有精彩呈现，仔细读来令人回味无穷。

刮骨疗伤的故事

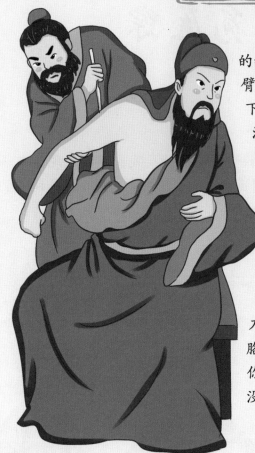

　　神医华佗为关羽刮骨疗伤是民间耳熟能详的故事。传说关羽攻打樊城时，被毒箭射中右臂。将士们劝关羽回荆州治疗，但关羽决心攻下樊城，不肯撤退。正在此时，神医华佗从江上驾小舟来到寨前，特来给关羽疗伤。关羽问华佗怎样治法，华佗说："我需要用绳子把你捆紧，再蒙住你的眼睛，给你开刀治疗。"关羽笑着说："不需要。"然后吩咐设宴招待华佗，席上把右臂伸给华佗，并说："随你治吧，我不害怕。"华佗切开他手臂上的肉皮，用刀刮骨，在场的人吓得用手捂着眼。关羽却面不改色，谈笑风生。刀口缝合起来后，关羽笑着站起来说："我的胳膊已经伸弯自如，完全好了。华佗先生，你真是神医呀！"华佗说："我行医以来，从没见像你这样了不起的人，将军乃神人也。"

　　这个故事被罗贯中写进了《三国演义》，广为流传。不过，历史上的华佗并未给关公治过箭伤。因为华佗死于建安十三年（208年），而关羽中毒箭则是在建安二十四年（219年），其间相隔11年，两个人可能连见面的机会都没有。但是，关羽中箭疗毒确有其事，这在《三国志·关羽传》有记载，只是书中没有记下医生的姓名，可见当时的医生已经掌握高超的外科技术了。

《水浒传》中的二陈汤与六和汤

据《水浒传》第二十一回记载，一日五更时分，卖汤药的王公来到县前赶早市，见到宋江便问："今日为何出来得这样早？"宋江答道："昨晚酒醉，错听更鼓。"王公说："押司必然伤酒，且请一盏醒酒二陈汤。"随即奉一盏浓浓的二陈汤递与宋江喝。

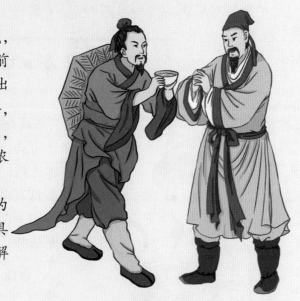

这里提到的"醒酒二陈汤"，即为中医经典名方"二陈汤"。此方不仅具有燥湿化痰、理气和中之功效，还可解酒与保健。

据《水浒传》第三十九回载，宋江爱吃鱼。一次他因贪吃鲜鱼，夜间肚里绞肠刮得肚子疼，一连泻了二十来次。次日，张顺又给宋江送来两尾金色大鲤鱼。看到宋江病倒在床，张顺要去请医生调治。宋江说："自贪口腹，吃了些鲜鱼，坏了肚腹，你只与我赎一贴止泻六和汤来吃便好。"张顺赎了一贴六和汤给宋江吃了，宋江休养了几日，身体复原。

这里提到的"六和汤"，也是中医经典名方之一。所治之证，虽有外感、内伤，但以脾胃病变为主，可用于治疗呕吐、泄泻。

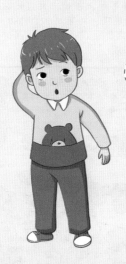

你知道中药汤剂是谁发明的吗？

《水浒传》也是我国四大古典名著之一，它是以白话文写成的章回小说。内容讲述北宋山东梁山泊以宋江为首的绿林好汉，由被逼落草、发展壮大，直至受到朝廷招安、东征西讨的历程。从《水浒传》的故事里，我们可以知道，那时候中医汤药在民间已经很普及了。

《牡丹亭》是明代剧作家汤显祖创作的一个剧本。该剧描写了官家小姐杜丽娘对梦中书生柳梦梅倾心相爱，竟伤情而死，化为魂魄寻找现实中的爱人，人鬼相恋，最后起死回生，终于与柳梦梅永结同心的故事。它是中国戏曲史上杰出的作品之一，与《西厢记》《窦娥冤》《长生殿》合称中国四大古典戏剧。

《牡丹亭》中的悠悠药香

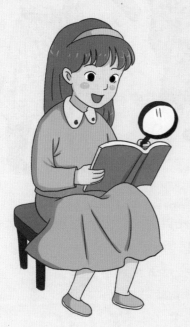

"在牡丹亭边，常山红娘子，貌若天仙，巧遇推车郎于芍药，在牡丹花下一见钟情，托金银花牵线，白头翁为媒，路路通顺。择八月兰开吉日成婚，设芙蓉帐，结并蒂莲。合欢久之，成大腹皮矣，生大力子。有远老，持大戟，平木贼，诛草寇，破刘寄奴。有十大功劳，当归朝，封大将军之职。"

你能从这段文字中找出24味中草药名吗？

据说汤显祖就是读了这段文字后"灵感"大发，便以这个故事为线索进行构思，在48岁时终于完成了《牡丹亭》这部传唱不衰的作品。可见中草药的名称，不单有隐喻和象征意义，还有深厚的人文内涵。从这些丰富有趣的中医药故事中，你是否感受到了中华民族的智慧和风趣呢？

参考答案：
牡丹、常山、红娘子、天仙子、推车郎、芍药、牡丹花、金银花、白头翁、路路通、泽兰、芙蓉、并蒂莲、合欢、大腹皮、大力子、远老（志）、大蓟（戟）、木贼、草寇、刘寄奴、十大功劳、当归、大黄（大将军）

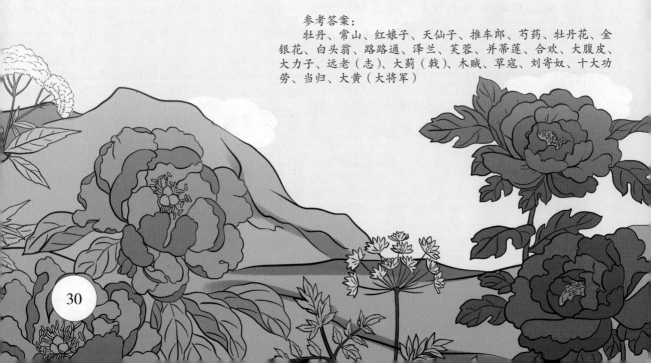

蒲松龄的医学想象

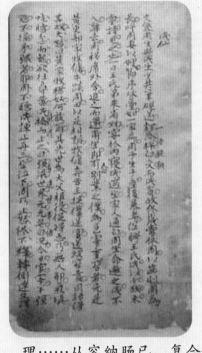

蒲松龄是清代杰出的文学家，曾以数十年时间，写成短篇小说集《聊斋志异》，并不断修改增补。他运用唐传奇小说文体，通过谈狐说鬼的方式，对当时的社会和政治进行批判。有人统计，在他的小说集中，共有89个篇目中提到了中草药，而"药"这个字共出现156次。

蒲松龄在《聊斋志异》中讲述了这样两个故事：其一，陆判为朱尔旦"易慧心"。"一夜，朱醉，先寝。陆犹自酌。忽醉梦中，觉脏腑微痛。醒而视之，则陆危坐床前，破腔出肠胃，条条整理……从容纳肠已，复合之，末以裹足布束朱腰。作用毕，视榻上亦无血迹。腹间觉少麻木……"

其二，王生的死而复生。"……觉膈中结物，突奔而出，不及回首，已落腔中。惊而视之，乃人心也。在腔中突突犹跃，热气腾蒸如烟然。大异之。急以两手合腔，极力抱挤，少懈，则气氤氲自缝中出。乃裂缯帛急束之。以手抚尸，渐温，覆以衾裯。中夜启视，有鼻息矣。天明，竟活。"

蒲松龄充分展开创作想象，纵情于纸。他所描述的过程与现代心脏外科移植手术相似，且行文细致，操作先后有秩。请你想一想：为什么蒲松龄能做出如此大胆且合理的想象？

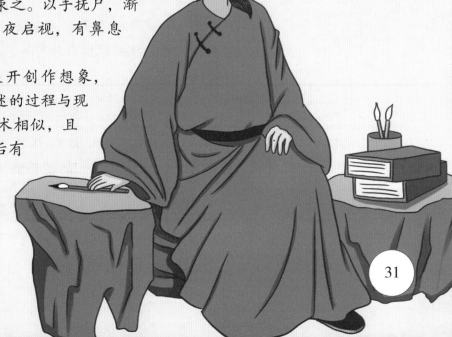

《老残游记》是清末文学家刘鹗的代表作。他写了一个被人称作老残的江湖医生铁英的游历生活。作品中的老残，"摇个串铃"浪迹江湖，以行医糊口，自甘淡泊，不入宦途。但是他关心国家和民族的命运，同情人民群众所遭受的痛苦，爱憎分明，侠胆义肠，尽其所能，为百姓解除病痛疾苦。

清代小说中的"江湖郎中"剪影

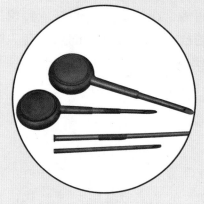

喉枪

《老残游记》第三回中描写了一个老残在济南治疗高公小妾喉疾的故事。老残给患者搭脉之后又诊视了患处喉咙，对高公道："这病本不甚重，原起只是一点火气，被医家用苦寒药一逼，火不得发，兼之平常肝气易动，抑郁而成。目下只须吃两剂辛凉发散药就好了。"他在自己药囊内取出一个药瓶、一支喉枪，替他吹了些药上去。出到厅房，开了个药方，名叫"加味甘桔汤"，用的是生甘草、苦桔梗、牛蒡子、荆芥、防风、薄荷、辛夷、飞滑石八味药，鲜荷梗做的引子。方子开毕，送了过去。

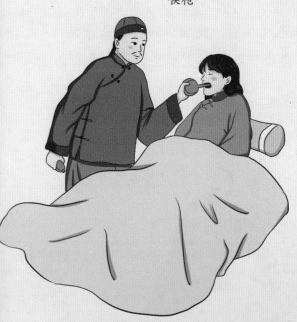

在这段描述中，我们可以看到：老残对病家采用了整体与局部相结合的治疗方法，并针对患处采用了喉枪喷药的方法，可以看出中医在治疗疾病时，会根据不同疾病运用内外同治，治疗手段多样丰富。

清代还有一部著名的讽刺小说《儒林外史》。作者吴敬梓用一个个生动的小故事描写了封建社会后期知识分子及官绅的活动和精神面貌。全书故事情节虽没有一个主干，可是有一个中心贯穿其间，那就是反对科举制度和封建礼教的毒害，讽刺因热衷功名富贵而造成的极端虚伪、恶劣的社会风习。其中涉及中医药文化的内容也不少，"范进中举"乐极生悲的故事就是精彩的例子。

从中医学角度看"范进中举"

据《儒林外史》记载，范进从20岁时就开始参加院试考秀才，在30多年中考了20余次。屡败屡战，直到53岁终于中了秀才。但他的功名心不死，又想参加乡试，被他的岳父胡屠夫痛骂"现世报"。54岁的范进又进考场，没想到这一次却真的中了举人。范进乐极生悲，往后一跤跌倒，牙关咬紧，不省人事。报录的人见多识广，知道范进是"只因欢喜狠了，痰涌上来，迷了心窍"，只要把痰吐出来就好了。为了救醒范进，人们找来胡屠夫。凶神似的胡屠夫甩了他一巴掌，说道："该死的畜生！你中了甚么？"范进被他这一巴掌打晕了，幸亏众人帮忙捶背抹胸，把痰吐出来，"渐渐喘息过来，眼睛明亮，不疯了"。

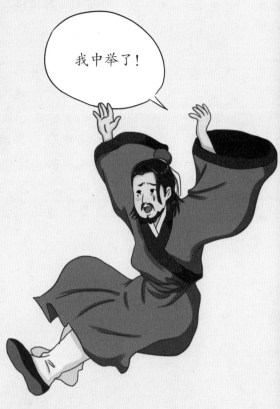

我中举了！

在中医看来，范进乐极生悲，属于典型的"痰迷心窍"，又叫"失心疯"，表现为神识模糊、精神异常或举止失常、喃喃自语，或昏倒于地、不省人事、喉中痰鸣等。一般中医的治疗都是使用化痰开窍的药物，也可以用情志相克的方法进行治疗。

我的读书笔记	
书名	
涉及的中医药文化内容	
我的体会	

"穿越时空秀"的体验活动

1. 自愿结合组成"穿越时空战队"。

2. 相互协商,选定一部大家都喜欢的名著,分头阅读,熟悉其中的故事和故事发生的历史背景和环境。

3. 根据故事内容共同讨论并编写"穿越时空秀"的脚本,建议凸显与中医药文化相关的内容。

4. 推选一名导演,分配角色,进行排练。

5. 选择合适的机会进行"穿越时空秀"汇报演出。

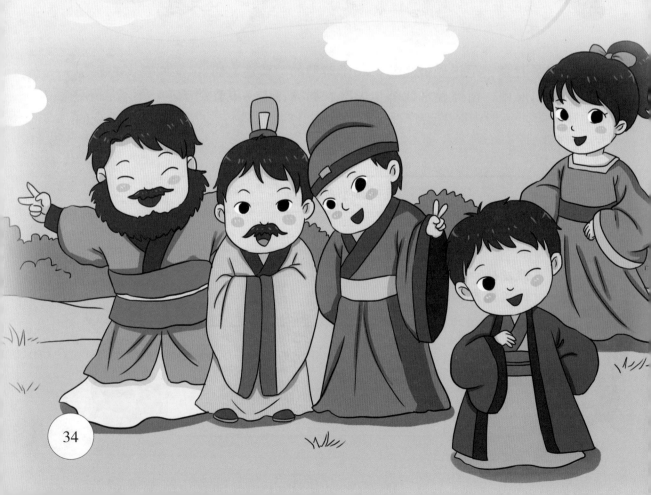

5. 析成语，悟医道

成语是我国汉语文化中的一大宝藏，大部分成语来自古代经典著作或口口相传的民间故事。由于成语的意思精辟，易记易用，所以备受人们喜爱，是汉语表达中使用程度相当高的用语。很多成语都与中医药文化有着密不可分的关联。

让我们来玩一个成语接龙的游戏吧？

先请一位同学随便说一个成语，然后看谁脑筋转得快，以这个成语最后的一个字作为新成语的第一个字，进行接龙，如"起死回生"，可接"生花之笔"，再接"笔伐口诛"……以此类推。另外，请一位同学把大家说过的成语记下来，看看其中哪些成语与中医药文化有关联。

起死回生的故事

"起死回生"是一个与扁鹊有关的成语。

据史籍记载，春秋时期齐国神医扁鹊经过虢国听说虢太子猝死，就仔细询问了太子的症状，认为虢太子只是假死，可以救活。他叫弟子使用针刺疗法，在太子的几个穴位上扎了几针，太子很快苏醒过来，再经汤药调解，20天就完全康复。人称扁鹊医术高超，拥有起死回生的本领。后来，"起死回生"就从这里演变而出，用来比喻医术高明，也用来比喻毫无希望的情势扭转过来。

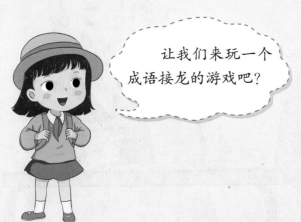

妙手回春
医德高尚

成语，短短几个汉字，往往包含了一段历史、一个故事、一些道理、一种处事原则、一则教训。熟知成语典故之人，一读到成语，那些历史事件、历史人物就鲜活生动地再现眼前。比如读到杏林春暖、悬壶济世等成语，三国时期的名医董奉、汉代的医家费长房以医技普济众生的事迹便浮现在眼前。

对症才能下药

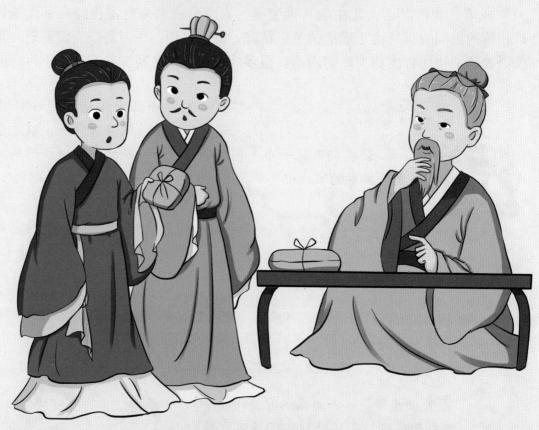

　　"对症下药"这个成语出自《三国志·华佗传》。书中记载了这样一个故事："府吏倪寻、李延共止，俱头痛身热，所苦正同。佗曰：'寻当下之，延当发汗。'或难其异，佗曰：'寻外实，延内实，故治之宜殊。'即各与药，明旦并起。"故事说的是官府里的两位府吏倪寻和李延病了，一起找华佗看病。两人都是头疼、全身发热，华佗却开给他们不同的药。倪寻和李延感到奇怪，华佗解释："倪寻是因为昨天饮食不对，内伤积食引起的头疼身热，应该通肠胃；而李延是因为外感风寒受凉引起的感冒发热，应该发汗。倪李二人半信半疑回去吃下不同的药，没想到第二天两人的病就都好了。

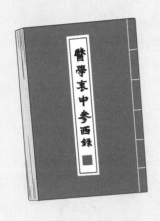

"对症下药"才能药到病除。"药到病除"也是一个与中医相关的成语，出自近代中西医汇通学派的代表人物张锡纯的《医学衷中参西录》，形容治病者医术高明，用药恰到好处。他处世为学以"志诚"为信条，开办学校，培养了许多后继人才。

中医眼中的"行方智圆"

唐代著名医药学家孙思邈认为，行医者既应该具有赳赳武夫般的自信、果断，又要有时刻如临深渊、如履薄冰般的谨慎；临证思路要圆活机变、不得拘泥，对证却一定要遵守规范、不可造次。明代医者李中梓在《医宗必读·行方智圆心小胆大论》中对"行方智圆"进行了详细而具体的解释，他认为行医者要居心敦厚、作风正派，对医术精益求精，才算"行方"，对病人施治时，能全面考虑、因人而异，做出准确的诊断，才算"智圆"。

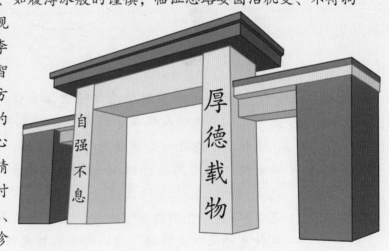

你知道自己学校的校训吗？说说你的理解。

"行方智圆"这个成语体现了一种为人处世的原则和方法，说的是智虑要圆通灵活，行为要方正不苟。最早见于西汉时期的《淮南子》："凡人之论，心欲小而志欲大，智欲圆而行欲方。"许多医家都以此为信条，将其引入从医领域，践行对知行合一的崇高追求。

锡饧不辨的庸医

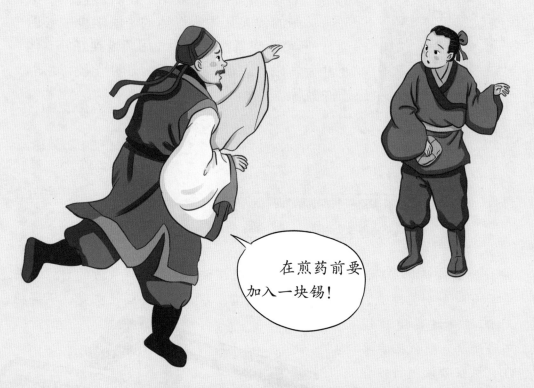

在煎药前要加入一块锡！

　　明代有位名医戴原礼曾经应召进京。他途经一个医馆，看见上门求医的人填满了门庭，心想这个医馆里的医生一定医术精湛。忽见一个买药的人走出医馆，后面追出一位医生喊着说："在煎药之前加入一块锡。"戴原礼听了后感到奇怪，便询问那位医生是什么缘故。医生说："这只是古代的药方罢了。"戴原礼回去查了古方，发现方子上写的是"饧"字，也就是糯米煎成的糖。原来那个医馆的医生只是连锡、饧都分不清楚的庸医罢了！

　　这是成语"锡饧不辨"背后的故事，这个故事不仅引人发笑，更启人深思，嘲讽了不学无术、滥竽充数的庸医，同时提醒人们不要迷信庸医之言，以免上当受骗。

防微杜渐的历史回眸

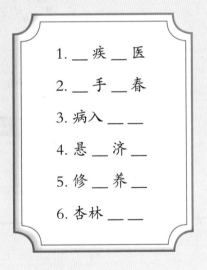

据《后汉书》记载，东汉和帝即位时仅14岁，窦太后弄权，让她的哥哥窦宪当了大将军，一伙人为所欲为，密谋篡权。朝野大臣们都为汉室江山捏了把汗，大臣丁鸿就是其中的一个。丁鸿很有学问，借着天上发生日蚀的时机，上书和帝。他在奏章里说："杜渐防萌，则凶妖可灭。"建议趁窦氏兄弟权势尚不大时，早加制止，以防后患。和帝采纳了他的意见，命他带兵进驻皇宫。窦宪兄弟情知罪责难逃，便都自杀了，从而避免了一场可能发生的宫廷政变。

防微杜渐，体现了中医学"上工治未病"的思想。中医学认为，任何疾病都有一个由浅入深的发展过程，高明的医生应该趁疾病轻浅的时候治疗，倘若疾病已到深重，会变得比较棘手。

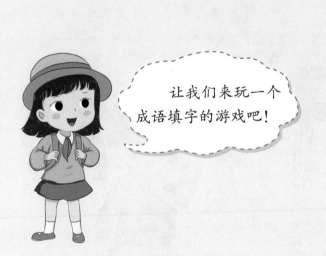

让我们来玩一个成语填字的游戏吧！

1. ＿疾＿医
2. ＿手＿春
3. 病入＿＿
4. 悬＿济＿
5. 修＿养＿
6. 杏林＿＿

以上这些成语填字游戏中的字你填对了吗？这样的填字游戏不仅有助于我们提高成语知识水平，还可以让我们了解成语典故背后的中医药文化。有兴趣的同学，不妨自己设计一点成语填字题目，互相测试一下，一定会收获满满噢！

还有一些与健康、日常习惯有关的成语。"精神抖擞"这个成语描述了一个人精神振作、饱满的状态。中医学认为，一个人外在的精神风貌是有其内在生理基础的。精、气、神是人体生命活动得以正常运行的三大基本要素。精充气就足，气足神就旺。一个人如果气血盈满，那么他就会表现出精神饱满的状态。

"心不在焉"在哪里

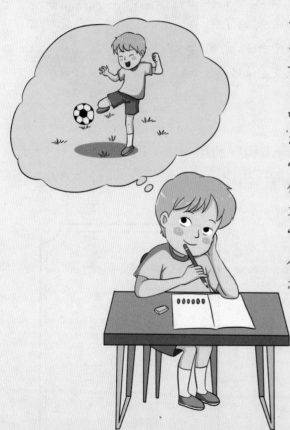

有人向梁惠王推荐淳于髡。惠王两次单独接见他，可是他始终一言不发。惠王责备推荐人说："你称赞淳于先生，说连管仲、晏婴都赶不上他。但是他见了我一言不发，难道是我不配跟他谈话吗？"推荐人把惠王的话告诉了淳于髡。淳于髡说："我第一次见大王时，他的心思全用在相马上；第二次再见大王，他的心思却用在了歌姬上，因此我沉默不语。"梁惠王听了推荐人的汇报后说："哎呀，确有其事，淳于先生真是个圣人啊！我虽两次约见他，但都心不在焉，难怪他不说话了。"

与"心"有关的成语很多，如心神不宁、心领神会、心旷神怡等。可是你知道吗？中医学所说的"心"，是一个包括多个器官的生理系统，心为"君主之官"，"主神明"，与解剖学上的心脏器官是不能画等号的。

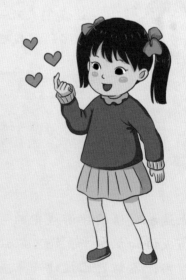

你能说说"心无旁骛"这个成语的意思吗？

"漱石枕流"的由来

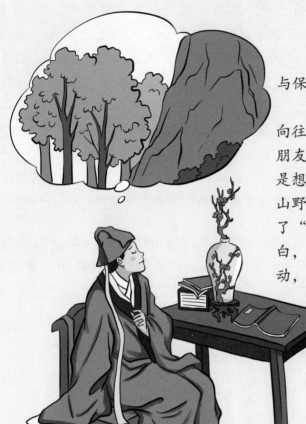

"漱石枕流"这个成语典故，与保护牙齿有关。

晋代有个名叫孙楚的读书人，向往退居山林的隐居生活，他对好朋友说自己想"枕石漱流"，意思是想过以山石为枕、以泉流漱口的山野生活，没想到发生口误，说成了"漱石枕流"。那位朋友没听明白，问他怎么回事？孙楚灵机一动，就改口说："我之所以要枕流，是想洗耳；之所以漱石，是想磨砺牙齿。"为此，后世便有了"漱石枕流"这个成语。

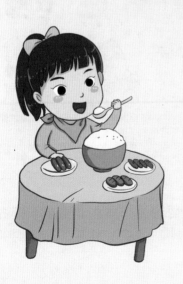

我国古代把岁数称为年龄、年齿，就是因为古人已经意识到牙齿和生命变化之间的关系。唐代名医孙思邈在《备急千金要方》中主张，每日用盐揩牙以养护牙齿。明代的《景岳全书》直接指出："每于饭后必漱，则齿至老坚白不坏。"

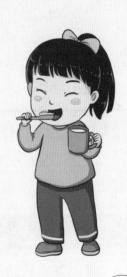

良药苦口利于病

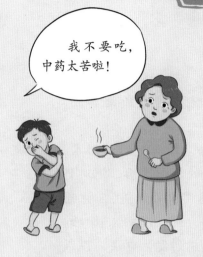

我不要吃，中药太苦啦！

"良药苦口"这个成语，出自《韩非子》："夫良药苦于口，而智者劝而饮之，知其入而已己疾也。"意思是好药往往味苦难吃，比喻真诚的劝告、尖锐的批评，听起来让人觉得不舒服，但对改正缺点错误很有好处。中医治病，往往开出的是好几种药配伍在一起的方剂。这些药一般是各有其味，只是由于苦味比较强烈，会盖住其他味道，所以就留给人们一个中药很苦的印象。但是中药虽苦，却是治病的良药，所以就有了"良药苦口、忠言逆耳"的故事和比喻。

中药不一定是苦的，如果你细细地品尝，或许可以分辨出酸、甜、苦、辛、咸、淡、涩等不同口味。中药的五味，不一定指药物的真实味道，更主要是用以反映药物功效的一些特性。

是药三分毒吗

小明：你听说过"以毒攻毒"这个成语吗？

小丽：我查过了。这个成语出自明朝陶宗仪《辍耕录》："骨咄犀，蛇角也。其性至毒，而能解毒，盖以毒攻毒也。"这里的骨咄犀指的是蛇角，它是非常毒的东西，能够解毒的原因就是以毒攻毒。

小明：那么，为什么说以毒攻毒是中医治病用药的一种方法呢？

小丽：中医学认为，人之所以生病是因为体内阴阳平衡遭到破坏，身体产生了偏性。"是药三分毒"的意思是说，药物本身具有偏性，用药的机制就是以药物的偏性来调整人体内的偏性从而让人体恢复平衡的状态。

小明：你说得真好！

中医学历来有"以毒攻毒"之说，对于一些病情较重、顽固难愈的特殊疾病来说，一些毒性较明显的中药往往具有较强或较特殊的医疗作用，只要使用得当便有较高的医疗价值。

"狗皮膏药"的典故

传说河南安阳有一名专门做膏药的王掌柜，心地淳朴善良，只要有人生疮，他就给人治，不问贫富。有一天，王掌柜在庙会上碰到一位瘸腿乞丐，腿上长了一个小疮求医治。王掌柜立刻给他敷上膏药，安慰他说："明天准好！"但是，第二天这个乞丐找上门来，说自己的腿疼得更厉害了，还打死了王掌柜院子里的大黄狗。后来，这个乞丐不仅吃了狗肉，还把王掌柜为他重新配置好的膏药摊在狗皮上。令人吃惊的是，他把狗皮上的膏药贴到腿上，碗口大的脓疮立马就痊愈了。王掌柜这才明白，原来瘸腿乞丐是"八仙过海"神话里的铁拐李变的，他是专门来给自己传授仙方的。

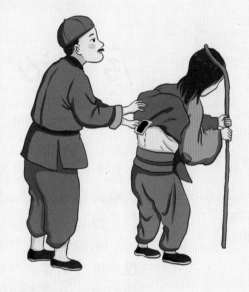

这当然只是一种附会而已，但过去民间卖膏药的郎中和店家，都把铁拐李供奉为"药神"，认为他是狗皮膏药的发明者和祖师爷。

成语典故的运用，可以增强语言的艺术效果、生动性，更好地表达思想、抒发感情。最可贵的是，中华民族的文明历史给人的教育启迪，通过成语这种方式，就把它的精神实质传承下来了。

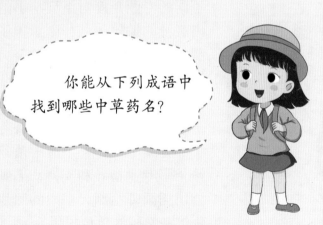

你能从下列成语中找到哪些中草药名？

中医药知识非常博大精深，和中医药相关的成语不胜枚举。请你看看下列成语中包含了哪些中草药名？

豆蔻年华　　　蟾宫折桂　　　信口雌黄　　　含蓼问疾　　　螳螂捕蝉

后 记

2020年3月，在我国取得抗击新冠肺炎疫情阶段性成果的形势鼓舞下，上海教育出版社、上海科学技术出版社、上海中医药大学中医药博物馆、上海中医药大学附属龙华医院联合启动了"小学生中医药传统文化教育系列"的编撰工程。

承担系列丛书文字编写任务的团队都是近年来已经开设中医药课程或开展相关科技活动的学校和少科站教师，他们的加入为系列丛书融入了鲜活的上海基础教育的先进理念和成功经验。来自上海中医药大学中医药博物馆和上海中医药大学附属龙华医院等单位的中医药专家，分别从不同的专业角度对系列丛书的科学性进行严格把关。两家出版社的编辑团队，则承担了精心策划、编辑、设计和印制等任务。在各方共同的努力下，这套系列得以与广大读者见面，在此一并致以诚挚的谢意。

《杏林趣谈》文字稿由上海市黄浦区卢湾第三中心小学编写团队完成，上海中医药大学中医药博物馆徐蕾承担了部分编写工作，上海中医药大学杨奕望、梁尚华等专家给予了专业指导和支持，插画由上海呼啦啦教育科技有限公司插画师绘制，书中的照片由上海中医药大学中医药博物馆和学校等单位提供。

"小学生中医药传统文化教育系列"编委会

2020年7月